REVUE STATISTIQUE DE LA CLINIQUE LIBRE

DES

MALADIES DU LARYNX, DES OREILLES ET DU NEZ

DU DOCTEUR LICHTWITZ

PAR

Le Docteur Pierre LAPALLE

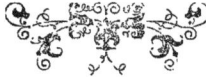

BORDEAUX

IMPRIMERIE Y. CADORET

17 — RUE MONTMÉJAN — 17

—

1896

REVUE STATISTIQUE DE LA CLINIQUE LIBRE

DES

MALADIES DU LARYNX, DES OREILLES ET DU NEZ

DU DOCTEUR LICHTWITZ

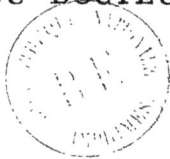

PAR

Le Docteur Pierre LAPALLE

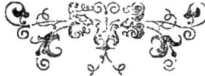

BORDEAUX

IMPRIMERIE Y. CADORET

17 — Rue Montméjan — 17

1896

A MA FAMILLE

———————

A MES MAITRES DE LA FACULTÉ ET DES HOPITAUX

———————

A MES AMIS

A Monsieur le Docteur LICHTWITZ

A mon Président de Thèse,

Monsieur le Docteur ARNOZAN

Professeur de Thérapeutique à la Faculté de Médecine de Bordeaux
Médecin des Hôpitaux,
Officier de l'Instruction publique.

2 Lapalle.

AVANT-PROPOS

Pendant les deux années que nous avons eu l'occasion de passer
à la clinique du docteur Lichtwitz, il nous a été donné de voir un
grand nombre de malades porteurs d'affections les plus variées.

En présentant aujourd'hui la statistique de ces diverses affections
à laquelle nous joignons celle des trois années précédentes, nous
avons eu pour but, non point de faire une énumération pure et
simple des maladies observées, mais de mettre au point la plupart
des questions ayant trait à la spécialité. Malheureusement le
nombre des cas est tellement complexe que nous serons obligé
de nous limiter et d'indiquer souvent d'un seul trait les points qui
mériteraient d'être amplement développés.

Au moment de terminer nos études médicales, qu'il nous soit
permis d'adresser ici un hommage public à nos maîtres de la
Faculté et des Hôpitaux pour l'attention qu'ils nous ont toujours
portée.

Toute notre reconnaissance est acquise à M. le professeur Lane-
longue pour l'intérêt et la bienveillance' qu'il nous a toujours
témoignés pendant le cours de nos études médicales.

M. le Dr Lichtwitz voudra bien nous permettre de lui témoigner
nos sentiments de profonde gratitude pour la bonté dont il a fait
preuve en dirigeant nos premiers pas dans la spécialité qu'il pro-
fesse.

Que M. le professeur Sabrazès, chef du laboratoire des cliniques,
veuille bien recevoir nos remerciements pour la bienveillance

avec laquelle il s'est chargé de faire la plupart de nos recherches histologiques et bactériologiques.

Nous tenons aussi à adresser à M. le Dr Frèche nos remerciements pour les conseils autorisés qu'il nous a prodigués en maintes occasions.

Enfin que M. le professeur Arnozan reçoive l'expression de notre reconnaissance, non seulement pour l'honneur qu'il nous fait en acceptant la présidence de notre thèse, mais encore pour les excellents enseignements que nous avons puisés pendant l'année passée à son service.

DES

MALADIES DU LARYNX, DES OREILLES ET DU NEZ

DU DOCTEUR LICHTWITZ

INTRODUCTION

Nous n'insisterons pas sur la description des instruments d'examen employés à la clinique qui ne présentent rien de particulier, tels que miroirs frontaux simples ou électriques, éclairage au bec Auer ou à l'électricité.

Un tableau de prise électrique avec rhéostat est installé à chaque table, à la disposition de quelques docteurs et étudiants qui viennent régulièrement tous les soirs assister aux consultations de la clinique. Ces tableaux permettent d'employer l'électricité sous ses différentes formes, galvanocaustie, éclairage électrique, force motrice, galvanisation et faradisation.

La source électrique est fournie par les accumulateurs. La manière de les charger et leur mode d'installation adoptés depuis par presque tous les spécialistes tant en France qu'à l'étranger a été décrite dans un travail du Dr Lichtwitz auquel nous renvoyons le lecteur.

Le relevé de notre statistique comprend cinq années, du 3 janvier 1891 au 31 décembre 1895, pendant lesquelles 3,595 nouveaux malades sont venus réclamer des soins.

Notre travail consistera non point à faire une énumération pure et simple des diverses maladies constatées, mais à insister sur celles de ces affections qui présentent un intérêt spécial tant au point de vue de leur pathogénie que de leur mode de traitement.

Nous suivrons pour notre plan celui qui nous est tracé par la statistique elle-même.

Après l'énoncé de celle-ci, nous étudierons :

1° Les maladies de la cavité buccale et pharynx buccal ;

2° Les maladies du larynx ;

3° Les maladies de l'oreille ;

4° Les maladies du pharynx nasal et du nez.

Ces maladies se répartissent de la façon suivante :

1° Gorge et pharynx	1,184
2° Larynx	506
3° Oreilles.	1,516
. 4° Nez.	1,004
formant un total de	4,210

Ce dernier chiffre 4,210 est plus élevé, on le voit, que celui des malades, qui est de 3,595. Cela tient uniquement à ce qu'un grand nombre de malades présentaient des affections multiples portant sur plusieurs organes. Les affections des organes et régions voisines, glandes thyroïde et parotide, ganglions cervicaux, fistule branchiale, etc., au nombre d'environ 200, ne figurent pas dans le tableau statistique.

Quant aux affections intercurrentes qui survenaient pendant la période de traitement, elles n'ont presque jamais été notées sur le cahier à côté du diagnostic primitif.

1° **Maladies de la Cavité buccale et du pharynx** (1).

NOMS DES MALADIES	M.	F.	0 à 10	10 à 20	20 à 30	30 à 40	40 à 50	50 à 60	60 à 70	70 à 80
Stomatite ulcéro-membraneuse : 3 cas.	1	2			3					
Neurasthénie linguale : 4 cas.	1	3				1	1		2	
Epulis : 2 cas.	1	1		1		1				
Leucoplasie buccale : 6 cas.	3	3	1			1		1	1	2
Grenouillette : 2 cas.		2				1	1			
Glossite tertiaire : 2 cas.		2					1	1		
Epithélioma de la langue : 4 cas.	1	3						2	2	
Ulcérations linguales d'origine dentaire : 4 cas.										
Kyste alvéolo-dentaire : 3 cas.										
Urticaire de la voûte palatine : 1 cas.		1				1				
Lupus du voile du palais et de la voûte palatine : 3 cas.	2	1			2	1				
Infiltration tuberculeuse du voile du palais : 2 cas.	1	1				1	1			
Gomme du voile du palais : 1 cas.		1				1				
Perforation de la voûte palatine : 3 cas.										
Adhérence des piliers et de la luette au pharynx : 5 cas.	2	3			2	2		1		
Perte de substance des piliers : 3 cas.										
Papillomes des piliers : 4 cas.	2	2			1	1	2			
Bifidité de la luette : 3 cas.	1	2				1		2		
Hypertrophie de la luette : 7 cas.	6	1				3	2	1	1	
Polypes de la luette : 8 cas.	6	2		1	2	2	2			1
Gomme de la paroi postérieure de la luette : 2 cas.	1	1					1		1	
Gueule de loup : 3 cas.	2	1		2				1		
Angine simple aiguë : 18 cas.	13	5		1	1	11	5			

(1) Pour certains malades l'âge n'a pas été indiqué sur le cahier ; il ne faudra donc pas s'étonner si le total, suivant les cas, ne concorde pas toujours avec le total des maladies.

Maladies de la Cavité buccale et du pharynx *(suite)*.

NONS DES MALADIES	M.	F.	0 à 10	10 à 20	20 à 30	30 à 40	40 à 50	50 à 60	60 à 70	70 à 80
Angines diverses : 19 cas.	9	10	1	5	6	3	2			
Angine diphtérique : 11 cas.	4	7	3	5	2				1	
Plaques muqueuses de la gorge : 52 cas.	34	18		3	26	13	7	1		
Hypertrophie des amygdales, 403 cas : 82 unilatérales, 321 bilatérales.	200	198	145	124	72	40	13	6		
Amygdalite à cryptes : 46 cas.	26	20	1	7	16	14	6	2		
Abcès aigu des amygdales : 24 cas.	16	8	1	5	7	9	1	1		
Gomme de l'amygdale : 1 cas.	1				1					
Infiltration tuberculeuse de l'amygdale : 1 cas.	1				1					
Sarcome de l'amygdale : 1 cas.	1				1					
Angiome de l'amygdale : 1 cas.	1		1							
Polype de l'amygdale : 1 cas.	1			1						
Végétations adénoïdes : 276 cas.	148	128	113	132	23	8				
Adhérence de la lèvre postérieure de la trompe à la voûte : 1 cas.	1			1						
Paresthésie pharyngée : 113 cas.	52	61	2	7	30	37	19	15	1	
Pharyngite latérale hypertrophique : 45 cas.	26	19		9	18	9	7		1	
Pharyngite catarrhale : 30 cas.	25	5	1	1	10		5	5		
Pharyngite sèche : 23 cas.	10	13		2	8	6	5	1	1	
Hyperesthésie pharyngée : 7 cas.	6	1								
Anesthésie douloureuse du pharynx : 1 cas.		1						1		
Pharyngomycose : 4 cas.	2	2		1	2	1				
Hypertrophie de l'amygdale linguale : 26 cas.	13	13	1	1	6	11	6		1	
Hypertrophie syphilitique de l'amygdale linguale : 1 cas.	1				1					
Lupus de la base de la langue : 1 cas.		1		1						
Gomme syphilitique du pharynx : 2 cas.										
Abcès rétro-pharyngien : 1 cas.	1			1						

2° Larynx.

NOMS DES MALADIES	M	F	0 à 10	10 à 20	20 à 30	30 à 40	40 à 50	50 à 60	60 à 70	70 à 80
Laryngite aiguë : 28 cas.	20	8	1	3	13	4	5			
Laryngite subaiguë : 96 cas.	66	30	2	12	30	27	15	7	2	
Laryngite chronique : 90 cas.	54	36	4	15	27	26	10	5	1	
Tuberculose laryngée 90 cas.	72	18	2	1	28	25	26	5	1	
Syphilis laryngée : 15 cas.	12	3		1	6	5	1	1	1	
Epithélioma du larynx : 10 cas.	9	1					3	2	3	1
Nodules des chanteurs : 21 cas.	6	15	1	2	8	7	2			
Polypes du larynx : 19 cas.	10	9		1	4	8	4	1	1	
Papillomes multiples du larynx : 10 cas.	4	6			5	1	3	1		
Angiome des cordes : 2 cas.		2				1		1		
Prolapsus du ventricule de Morgagni : 5 cas.	5				2	2		1		
Pachydermie laryngée : 6 cas.	6				1		3			1
Lupus du larynx : 3 cas.		3			2	1				
Ozène laryngo-trachéal : 4 cas.	3	1				3	1			
Paralysie du récurrent droit : 3 cas.	3							1	2	
Paralysie du récurrent gauche : 2 cas.	2								2	
Paralysie des divers constricteurs : 95 cas.	37	58	7	19	33	22	10			
Paralysie isolée des ary-aryténoïdiens : 6 cas.	5	1			2	1	2	1		
Corps étranger de l'entrée de l'œsophage : 1 cas.		1				1				

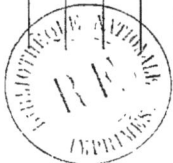

3 Lapalle.

3° Oreilles.

Otite externe.

NOMS DES MALADIES	Unilatéral	Bilatéral	M.	F.	0 à 10	10 à 20	20 à 30	30 à 40	40 à 50	50 à 60	60 à 70
Bouchon de cérumen: 297 cas.	169	128	189	108	18	32	67	63	49	30	34
Otite externe furonculeuse: 36 cas.	34	2	11	25	3	3	13	14	1	2	
Eczémas divers du conduit: 33 cas.	15	18	8	25	7	4	8	3	3	7	
Otite externe desquamative: 22 cas.	9	13	8	14	2	2	6	3	2	4	3
Corps étrangers: 15 cas.	15		7	8	5	7	1	1	1		
Exostose du conduit: 2 cas.	2		1	1			2				
Otomycose: 1 cas.	1			1	1						
Lupus du pavillon: 1 cas.	1			1			1				
Atrésie du conduit: 3 cas.											
Otalgie *ex dente læsa*: 26 cas.											
Engelure du pavillon: 1 cas.											
» du lobule: 1 cas.											
Acné hypertrophique: 1 cas.				1							
Abcès chronique du lobule: 1 cas.											

Otite moyenne.

NOMS DES MALADIES	Unilatéral	Bilatéral	M.	F.	0 à 10	10 à 20	20 à 30	30 à 40	40 à 50	50 à 60	60 à 70
Otite moy. catarrhale chron. sans obstruction: 298.	37	261	136	161	1	34	54	66	62	40	30
Otite moy. catarrhale chron. avec obstruction: 214.	71	143	108	106	55	60	27	23	21	17	7
Otite moyenne suppurée: 222 cas.	177	45	132	89	44	61	45	33	18	12	5
Polypes de la caisse et du conduit: 33 cas.	31	2	19	14	4	10	3	7	5	2	1
Ancienne otite moyenne suppurée: 126 cas.	84	42	57	69	7	39	33	21	15	7	2
Otite moyenne subaiguë: 73 cas.	34	39	48	25	15	17	12	8	7	7	4
Otite moyenne aiguë: 53 cas.	42	11	29	24	8	12	13	6	6	7	
Mastoïdite: 13 cas.	13		8	5	3	2		2		4	1

Otite interne.

NOMS DES MALADIES	Unilatéral	Bilatéral	M.	F.	0 à 10	10 à 20	20 à 30	30 à 40	40 à 50	50 à 60	60 à 70
Otite labyrinthique: 18 cas.	3	15	14	4		2	5	5	2	3	1
Maladie de Ménière: 14 cas.	3	8	9	2		2		2	4	3	
Bourdonnements nerveux: 8 cas.	2	6	3	5		1	4	2	1		
Surdité hystérique: 1 cas.				1							
Surdi-mutité: 6 cas.											

4° Maladies du Nez.

NOMS DES MALADIES	Unilatéral	Bilatéral	M.	F.	0 à 10	10 à 20	20 à 30	30 à 40	40 à 50	50 à 60	60 à 70
Rhinite hypertrophique : 178 cas.	47	131	113	65	7	54	50	32	15	10	5
Hypertrophie polypoïde des cornets, extrémité antérieure : 15 cas.	12	3	5	10		3	3	4	4	1	
Extrémité postérieure : 14 cas.			8	6	1	7	5	1			
Polypes muqueux : 46 cas.	25	21	27	19		6	5	15	7	5	7
Rhinite atrophique avec ou sans ozène : 101 cas.	7	94	31	70	4	37	29	17	9	1	2
Rhinite pseudo-membraneuse : 1 cas.			1			1					
Rhinite vaso-motrice : 11 cas.			3	8		2	3	3		3	
Coryza des nouveau-nés : 3 cas.			1	2	3						
Corps étrangers : 2 cas.				2	2						
Ectasies veineuses de la cloison : 47 cas.			22	25	4	17	5	6	7	6	1
Déviation de la cloison : 50 cas.			29	21	6	17	11	7	7	1	
Crêtes et éperons de la cloison : 55 cas.			33	22	1	12	17	13	6	2	3
Angiome de la cloison : 1 cas.				1		1					
Adhérence des cornets à la cloison : 8 cas.			3	5				5	1	1	
Ulcère perforant de la cloison : 2 cas.			2					1		1	
Syphilis tertiaire du nez : 18 cas.			10	8		2	4	7	3	1	1
Lupus des fosses nasales : 5 cas.			1	4		4	1				
Anosmie : 15 cas.			7	8		1	2	4	4	1	1
Parosmie : 3 cas.				3				1	2		
Blennorrhée nasale : 98 cas.			40	58	4	20	31	22	12	6	3
Blennorrhée rétro-nasale : 29 cas.			12	17		5	9	8	4	1	

Maladies du Nez *(suite)*.

NOMS DES MALADIES	Unilatéral	Bilatéral	M.	F.	0 à 10	10 à 20	20 à 30	30 à 40	40 à 50	50 à 60	60 à 70
Hydrorrhée nasale : 14 cas.	7	7	7	7		3	2	3	2	2	1
Sinusite maxillaire isolée : 43 cas :	33	10	21	22		8	5	3	11	3	2
Sinusite maxillaire et frontale : 5 cas.	2	3	3	2				1		1	
Sinusite maxillaire frontale et ethmoïdale : 1 cas.	1			1			1				
Sinusite sphénoïdale isolée : 21 cas.	9	12	9	12			3	6	5	1	
Sinusite sphénoïdale et ethmoïdale : 2 cas.	1	1	1	1			1			1	
Sinusite sphénoïdale et frontale : 1 cas.			1	1				1			
Sinusite frontale isolée : 5 cas.	3	2	2	3			2	1		1	
Ethmoïdite isolée : 1 cas.		1									
Hydropisie du sinus maxillaire : 3 cas.	3		2	1					2	1	
Fistule de la paroi externe du sinus maxillaire : 1 cas.	1		1						1		
Ostéosarcome du sinus frontal : 1 cas.	1		1					1			
Sarcome des cellules ethmoïdales : 1 cas.	1		1							1	
Eczéma de l'entrée du nez : 183 cas.			91	92	35	73	21	26	19	3	3
Furonculose de l'entrée du nez : 2 cas.			1	1				1	1		
Fracture des os propres du nez : 4 cas.			1	3	1	1	1			1	
Fracture de la paroi ant.-lat. du sinus frontal droit : 1 cas.	1						1				
Lupus du dos du nez : 6 cas.			1	5		4	1		1		
Eczéma du dos du nez : 1 cas.				1		1					
Engelure du nez : 5 cas.				5			2	2			
Syphilides tuberculeuses du nez : 1 cas.				1		1	1				

CAVITÉ BUCCALE, PHARYNX BUCCAL

Dans la statistique des affections de la cavité buccale, nous décrirons seulement certaines formes qui nous ont paru dignes d'être mises en lumière.

Les maladies banales, fréquentes, d'un diagnostic facile, que l'on rencontre dans la pratique spéciale courante n'attireront donc point notre attention.

Parmi celles qui méritent d'être mentionnées, il en est une inscrite sous la rubrique de neurasthénie linguale qui doit nous arrêter quelques instants. C'est ainsi que nous avons vu un certain nombre de malades arriver à la clinique, se plaignant de souffrir continuellement d'une affection linguale. Celle-ci se traduisait par une sensation de picotements, de douleurs assez vives, parfois violentes, localisées soit à la pointe, soit sur les parties latérales, soit même vers la base de la langue et ne laissant aux malades ni trêve ni repos. Ces douleurs si vives les obligent à abandonner parfois leur travail. Très préoccupés de leur état, ils se croient atteints d'une affection très grave. Ils montrent même des lésions « des boutons », qui ne sont autre chose que des papilles. Un examen attentif de la région incriminée et des régions avoisinantes fait voir que celles-ci sont normales et ne présentent pas de lésions.

Un traitement presque uniquement moral, approprié à leur état psychique, a toujours amélioré ou même guéri les malades.

ADHÉRENCE DU VOILE DU PALAIS AU PHARYNX. — L'adhérence du voile du palais au pharynx a été notée cinq fois. Dans ces cas, il s'agissait d'adhérences incomplètes. Il est très rare, en effet, que le voile du palais, sur toute sa largeur, vienne s'accoler intimement à la paroi pharyngée; presque toujours, même dans les cas d'oblitération soi-disant complète, il existe un petit pertuis, quelquefois fort difficile à découvrir, sur un point quelconque de la soudure.

Chez deux de nos malades, l'adhérence était presque totale, occasionnant des troubles de la respiration nasale et de la déglutition, les aliments, surtout les liquides, ne pouvant être avalés que par petites gorgées.

Chez les trois autres, elle était peu prononcée, ne portant que sur des points très limités, et ne faisait pas l'objet principal de la plainte des malades.

On sait combien il est difficile d'obtenir un résultat satisfaisant dans le traitement des adhérences complètes. Les interventions les plus radicales, tentées par les chirurgiens, la libération entière du voile du palais au bistouri, ont pour ainsi dire échoué presque constamment.

La grande difficulté consiste à maintenir séparées deux surfaces avivées qui ont une grande tendance à se rapprocher de par les processus de cicatrisation.

La sensibilité de la région ne peut souffrir en place les corps étrangers interposés entre les deux lèvres de la plaie; il en résulte un rapprochement fatal des deux surfaces cruentées et un retour à l'oblitération primitive.

Devant les échecs nombreux dus aux méthodes sanglantes, il nous a paru bon de recourir à un autre mode de traitement qui n'a d'autre inconvénient que d'être un peu long.

La dilatation progressive, après une libération partielle, mais suffisante, pour le passage du dilatateur, a donné dans un cas un résultat très satisfaisant et durable. Aussi croyons-nous devoir insister sur le procédé opératoire employé, tout en souhaitant de le voir pratiquer dans une large mesure pour l'affection qui nous occupe.

Voici résumée cette méthode employée et décrite par le docteur Lichtwitz.

1° Recherche du pertuis;

2° Incision de 1 centimètre de chaque côté de ce dernier, paral lèle au voile du palais;

3° Introduction par voie buccale d'une bougie Béniqué, qu'on laisse en place, pendant un temps qui varie entre 10 minutes et une heure.

Le pertuis ainsi agrandi est maintenu par le passage quotidien de bougies Béniqué de plus en plus volumineuses. Cette méthode opératoire, appliquée à deux malades, ne nous a donné qu'un cas de guérison, le deuxième sujet n'ayant pu subir, à cause de ses occupations, un traitement complet.

Cette méthode a pour avantages : de ne point nécessiter un violent traumatisme opératoire, de maintenir et d'agrandir la perforation obtenue par le bistouri. Elle ne prétend pas donner à l'ouverture naso-pharyngienne une bien grande largeur, mais du moins les résultats obtenus sont certains et remédient aux troubles d'articulation et de respiration présentés par les malades.

BIFIDITÉ ET HYPERTROPHIE DE LA LUETTE. — Dans la statistique, nous ne voyons figurer qu'un très petit nombre d'affections cependant plus fréquentes, telles que la bifidité de la luette et surtout son hypertrophie.

La bifidité de la luette, principalement lorsqu'elle est peu prononcée, n'entraîne pas de désordres de la phonation ou de la déglutition; aussi l'attention n'a-t-elle pas toujours été portée de ce côté, et bon nombre de cas ont dû passer certainement inaperçus.

Nous n'avons noté que les cas les plus saillants d'hypertrophie de cet organe. Sans être rare, l'élongation de la luette n'est pas une affection aussi fréquente que l'ont dit certains spécialistes, qui en pratiquent l'ablation dans beaucoup de cas où les troubles de l'arrière-gorge reconnaissent une autre origine. Dans les cas où l'hypertrophie est la cause réelle des troubles et où l'excision s'impose, il n'est pas nécessaire de pratiquer cette excision, ainsi qu'on a une certaine tendance à le faire, près de la base de l'organe. Assurément le fait a peu d'importance en lui-même, puisque l'obturation naso-pharyngienne pendant la déglutition a lieu par l'adossement du voile du palais entier au bourrelet pharyngien, mais les troubles disparaissent rapidement par l'ablation seule de la partie anormale.

L'affection inscrite sous le titre de PERTE DE SUBSTANCE des piliers ne donne pas lieu à des troubles spéciaux ; un examen attentif seul nous a fait découvrir ces trois curiosités pathologiques. Deux de ces malades ont été présentés par nous à la Société d'anatomie et de physiologie. Dans l'un des cas, nous avons montré que la perforation résultait d'un abcès de l'amygdale, ouvert spontanément à travers le pilier antérieur.

Notre deuxième présentation avait trait à une perforation congénitale du pilier postérieur.

Nous avons toujours trouvé, dans les statistiques semblables que nous avons parcourues, que les ANGINES étaient subdivisées en pultacées, herpétiques, aphteuses, diphtéritiques, désignations que l'on retrouve encore dans la plupart des traités classiques. Nous ne saurions, pour notre part, être aussi affirmatif sur l'existence d'entités morbides aussi distinctes, au moins pour la plupart d'entre elles.

D'après les découvertes bactériologiques, nous savons que les angines sont dues à la présence de microbes variés (streptocoque, staphylocoque, micrococque, etc.), dont quelques-uns seulement donnent lieu à des formes bien définies, au point de vue bactériologique et clinique, telle l'angine diphtéritique.

Dans l'impossibilité où nous sommes de donner pour le moment une classification bactériologique, dont le besoin s'impose dans l'état actuel de nos connaissances, ne voulant pas employer les anciennes désignations aujourd'hui un peu démodées, nous avons réuni ces différentes maladies sous le titre commun d'angines microbiennes diverses, titre qui ne laisse en rien présumer de l'agent causal de l'affection.

HYPERTROPHIE DES AMYGDALES. — L'hypertrophie des amygdales entre dans la statistique pour un chiffre assez considérable : 403 cas, dont 82 d'h. unilatérale, et 321 d'h. bilatérale. Nous ne parlerons pas des symptômes propres à cette affection que tout praticien connaît ; nous ferons seulement remarquer que dans notre statistique, les enfants y entrent pour la plus grande part (269), quoique les adultes y soient aussi représentés par un nombre relativement élevé (134).

Le traitement des amygdales hypertrophiées a fait l'objet de travaux importants dans ces dernières années. Tous sont unanimes à reconnaître pour l'ablation des amygdales que le meilleur instrument est celui qui permet une ablation rapide, totale, exempte d'hémorrhagie et de complications primitives ou secondaires.

Nous emprunterons à la thèse du D' Canaby, thèse inspirée par notre maître le D' Lichtwitz, les conclusions de son travail inaugural, qui résument, à l'heure actuelle, les avantages et les inconvénients offerts par les diverses méthodes employées. L'auteur, après avoir passé en revue les méthodes anciennes et nouvelles, donne les conclusions suivantes.

« Les médications internes sont insuffisantes ; les caustiques sont d'une application difficile contre les hypertrophies amygdaliennes.

» Les méthodes sanglantes ne sont pas toujours possibles; elles sont parfois dangereuses.

» L'ignipuncture, l'électrolyse, la discission sont des opérations trop lentes.

» L'anse électro-thermique est l'instrument de choix. Elle permet d'opérer rapidement et sans hémorragie et donne des plaies à l'abri de complications infectieuses ».

Nous ne saurions cependant laisser passer la dernière partie de cette conclusion sans y ajouter quelques rectifications. A l'époque où l'auteur a accompli son travail, des recherches bactériologiques n'avaient point été pratiquées, au point de vue des microbes que recèle l'eschare produite par l'anse électro-thermique. Nous savons aujourd'hui que beaucoup de microbes, tels que staphylocoques, streptrocoques, microcoques, bacille de Löffler peuvent s'y rencontrer. Ce dernier bacille a été trouvé dans un tiers des cas dans la fausse membrane produite par l'ablation électro-thermique. Ces faits résultent d'une série de recherches présentées ces derniers temps à la Société de biologie par le docteur Lichtwitz. Mais même dans ces cas, il n'existe pas de réaction inflammatoire et jamais aucune complication n'a été observée sur plus de 400 cas d'ablations pratiquées avec l'anse.

PARESTHÉSIE PHARYNGÉE. — Dans les divers traités spéciaux, nous n'avons pu trouver une définition exacte de ce que les auteurs désignent sous le nom de paresthésie pharyngée. Nous ne saurions en donner une nous-même. Une description de la maladie fera mieux comprendre ce que nous entendons par ce nom.

Les malades se plaignent de troubles divers : sensation de picotement dans l'arrière-gorge, devenant le point de départ d'une toux fréquente pénible pour le malade et les personnes de son entourage. Cette toux disparaît pendant le sommeil et reparaît à l'état de veille. Il peut exister une sensation de corps étranger dans l'arrière-gorge, du râclement. Tels sont les principaux symptômes de cette affection.

A l'examen de la région incriminée, on ne trouve pas de lésions qui puissent expliquer ces troubles, ou bien on constate des lésions en apparence peu en rapport avec leur intensité. C'est ainsi que quelques légers bourrelets hypertrophiques latéraux (pharyngite latérale hypertrophique), des cryptes amygdaliennes s'ouvrant dans la région postérieure de l'organe et de ce fait invisibles à l'inspection, une légère augmentation de l'amygdale linguale, peut-être aussi le développement même modéré de la luette, peuvent occasionner ces divers troubles. Les cautérisations, la discission des cryptes les font disparaître rapidement. Il existe cependant des cas où, malgré l'examen le plus attentif, aucune lésion n'a pu être trouvée.

Les affections, dites CATARRHALES, SÈCHES OU GRANULEUSES ne figurent dans la statistique qu'en très petit nombre. Ce n'est pas que ces troubles du pharynx n'aient pas été vus très fréquemment, mais nous nous refusons systématiquement depuis ces dernières années à accorder à ces divers symptômes la valeur d'entités morbides bien définies.

On regarde la gorge d'un malade et on constate que celle-ci est sèche, qu'elle présente de l'hypersécrétion ou des granulations. Doit-on, de ce fait, conclure à une maladie bien définie? Que l'on regarde du côté du nez, et l'on trouvera toujours la cause de ces troubles. C'est ainsi que les hypertrophies des cornets, les déviations, crêtes et éperons de la cloison, c'est-à-dire toutes les causes d'obstruction nasale, traitées convenablement, font cesser rapidement les sensations accusées par le malade et qui ont été imputées à tort aux granulations.

La pharyngite catarrhale, sèche ou granuleuse, n'est qu'un épiphénomène des affections nasales.

Si cette désignation existe encore dans notre statistique, nous devons dire, pour notre excuse, que ce diagnostic a été inscrit avant la connaissance actuelle des affections nasales. Pour notre part, depuis deux ans que nous avons l'honneur d'écouter les leçons de notre maître, nous n'avons jamais vu de ces troubles du pharynx, qui n'aient eu comme origine une des affections du nez énumérées plus haut.

ANESTHÉSIE DOULOUREUSE DU PHARYNX. — Nous n'avons observé qu'un cas de cette affection rare. C'est l'anesthésie douloureuse du pharynx, ainsi dénommée par Schnitzler, dont le titre seul indique la nature. Le pharynx est en effet insensible à la pression, mais il est le siège de sensations douloureuses.

Les affections du nez et du pharynx nasal ont des rapports si étroitement liés entre elles, que nous n'avons pas cru devoir les séparer. Aussi parlerons-nous du pharynx nasal, lorsque nous serons arrivé au chapitre consacré au Nez.

MALADIES DU LARYNX ET DE LA TRACHÉE

Pour ne pas allonger la statistique, nous avons réuni dans un même groupe les différentes manifestations de certaines affections laryngées ; telles, la SYPHILIS, la TUBERCULOSE.

Nous n'avons fait une exception que pour le prolapsus du ventricule de Morgagni. Ce dernier doit être compris sous la dénomination de tuberculose laryngée, dont il est le plus souvent un des symptômes. Nous ne parlerons ni des infiltrations, ni des ulcérations, de la région postérieure du larynx qui sont le propre de la tuberculose de cet organe, mais nous tenons à faire remarquer que les tumeurs phymiques, qui se développent parfois dans cette maladie, sont d'un diagnostic difficile, lorsqu'elles sont situées en dehors de leur siège de prédilection. Nous avons présent à l'esprit un malade n'offrant au début qu'une tumeur du volume d'un haricot située au niveau de la partie inférieure de la face laryngée de l'épiglotte, à l'union des deux cordes vocales, tumeur qui fut prise pour un sarcome et dont l'examen histologique démontra la nature tuberculeuse.

Dans les cas de syphilis laryngée, nous comprenons soit la dysphonie du début, les érosions des cordes, soit les gommes provoquées par cette affection.

NODULES. — L'anatomie pathologique des nodules des chanteurs, ces saillies blanchâtres, bien limitées, du volume d'un grain de millet ou plus petites encore, situées à l'union du tiers antérieur au tiers moyen des cordes vocales, a été reprise ces dernières années

par MM. Sabrazès et Frèche. Ces auteurs ont démontré, contraire-
ment à l'opinion de Fraenkel qui leur assignait une origine glan-
dulaire, qu'ils étaient constitués uniquement par une hypertrophie
limitée de l'épithélium et du chorion muqueux du bord libre des
cordes vocales.

PAPILLOMES. — Les papillomes multiples du larynx sont en
général facilement reconnaissables à leur forme mamelonnée,
irrégulière, framboisée. Il est cependant des cas où le diagnostic
clinique est extrêmement difficile. C'est lorsqu'ils siègent sur les
cordes vocales, où ils peuvent simuler les lésions de la laryngite
chronique hypertrophique et plus spécialement l'infiltration tuberculeuse des cordes. Ils se présentent alors sous forme de rugosités
non pédiculées, occupant de préférence la surface de la corde
vocale. Celle-ci offre des renflements plus ou moins saillants. Le
diagnostic histologique seul permet de lever tous les doutes.

OZÈNE LARYNGO-TRACHÉAL. — Les théories sur l'ozène laryngo-
trachéal tantôt font naître sur place les croûtes qui en sont la
caractéristique, tantôt les font provenir d'une affection nasale
dont elles ne seraient qu'un épiphénomène. La plupart des auteurs
se rangent à cette dernière opinion qui nous paraît la seule vraie,
ayant pu constater sa réalité dans les 4 cas qui figurent dans notre
statistique.

MALADIES DE L'OREILLE

Parmi les affections de l'oreille externe signalées, nous ne dirons que quelques mots de l'une d'entre elles, qui est assez rare. Nous voulons parler de l'otomycose.

L'otomycose ou plutôt les otomycoses sont dues à l'introduction, dans le conduit auditif, de parasites le plus souvent de nature végétale (champignons). Ces champignons parasites appartiennent la plupart au genre Aspergillus. Dans sa thèse inaugurale, le docteur Souls, médecin de la Marine, a consacré une étude aux symptômes et au traitement de cette affection, à propos de trois malades de la clientèle du docteur Lichtwitz. Cet auteur préconise en premier lieu l'enlèvement à la pince ou à l'aide d'injections des membranes mycotiques et un traitement antiseptique mycocide, à base de sulfate de cuivre à 5 o/o ou de bichlorure de mercure à 1/5000.

Ce traitement, employé dans le seul cas qu'il nous a été donné de voir à la clinique, a amené la guérison rapide du malade.

COMPLICATIONS DES OTITES MOYENNES SUPPURÉES. — Il est une maladie de l'oreille moyenne, l'otite moyenne suppurée, qui, par l'importance des complications qu'elle peut entraîner, mérite une attention spéciale.

Ces complications sont : l'inflammation des cellules mastoïdiennes, la nécrose du rocher, la méningite de la base, l'abcès du cerveau, la phlébite des sinus et une pyohémie consécutive qui emportent rapidemeut les malades.

La préoccupation du médecin, en présence d'une otite moyenne suppurée, doit être avant tout d'éviter ces diverses complications graves et deux sortes de moyens sont à sa disposition : un traitement opératoire ou non opératoire.

Nous devons dire que la tendance générale des spécialistes, à l'heure actuelle, est de recourir d'emblée à la trépanation de l'apophyse mastoïde, si celle-ci présente quelques symptômes d'inflammation. Nous ne saurions partager complètement leur manière d'agir, étant donnés les heureux résultats que nous a fournis un traitement non opératoire trop négligé : le lavage méthodique et répété plusieurs fois par jour de l'oreille moyenne, à travers la trompe d'Eustache.

Nous avons vu un certain nombre de malades qui présentaient une vive douleur, spontanée ou à la pression, localisée à l'apophyse ou s'irradiant à son pourtour, avec un empâtement considérable de la région, un état fébrile très accusé, rapidement soulagés et guéris par le mode de traitement que nous préconisons. Ce n'est que dans les cas extrêmes, en présence d'un danger immédiat ou d'une suppuration prolongée des cellules mastoïdiennes, que l'on doit avoir recours aux divers procédés opératoires, décrits par Stacke et Zaufal.

Il en a été ainsi chez trois de nos malades, qui tous ont complètement guéri.

PHARYNX NASAL

Depuis les travaux de Meyer 1868-1873, sur les végétations adénoïdes, les différents auteurs qui se sont occupés de cette question n'ont pu que confirmer ses idées. Des recherches histologiques récentes ont tenté de démontrer que ces végétations sont un foyer de bacilles de Koch; l'évolution ultérieure des enfants, opérés à la clinique, ne nous a pas semblé confirmer ces assertions.

Parmi les enfants opérés, nous avons rencontré une fois une crête osseuse dans l'intérieur des végétations. Ce cas mérite d'être signalé à cause de sa rareté. L'examen histologique pratiqué par M. Sabrazès est venu confirmer qu'il s'agissait d'une véritable production osseuse. Un seul fait semblable se trouve mentionné dans le livre de Zuckerkandl (Anatomie et Pathologie des fosses nasales), et quelques autres ont été signalés en passant par Helme.

Nous ne nous occuperons ici que de leur traitement, nous ne sommes pas partisan des caustiques chimiques, tels que la résorcine, dont l'efficacité est problématique et nécessite un grand nombre de séances. C'est pour les mêmes raisons que nous repoussons l'extirpation avec les pinces, le râcloir digital ou simplement le râclage avec l'ongle. Nous n'avons jamais pratiqué l'ablation avec l'anse introduite par voie nasale, méthode préconisée par Chiari (de Vienne).

Les instruments qui conviennent le mieux sont les anneaux de Gottstein, modifiés par Delstanche avec paniers, ou l'instrument de Schültz.

— 34 —

L'introduction d'un anesthésique important, le Bromure d'éthyle pur, dont le Dr Frèche a fait une bonne étude dans son travail inaugural, a facilité de beaucoup les opérations dans le naso-pharynx. Peu d'opérateurs pratiquent l'anesthésie avec ce médicament; il nous semble cependant qu'il y a tout avantage à l'employer pour plusieurs raisons.

L'ablation est douloureuse, brutale, et le malade accepte d'autant plus facilement l'opération que vous avez pu lui promettre à l'avance, que toute sensation de douleur sera écartée. L'anesthésie ne gêne en rien le chirurgien, car le patient est placé dans la position assise, le bromure d'éthyle ne produisant pas d'anémie cérébrale comme le chloroforme, mais plutôt de la congestion. Enfin, l'anesthésie n'offre pas de danger, si on emploie des doses minimes, variant de 4 à 8 grammes pour les enfants, de 8 à 12 grammes pour les adultes, ainsi qu'il résulte des expériences du docteur Frèche.

Une affection très rare, constatée chez un de nos malades, a fait l'objet d'une présentation à la Société d'anatomie de la part du docteur Frèche. Il s'agissait d'un cas d'adhérence de la lèvre postérieure de la trompe à la voûte pharyngée. Nous n'avons pu trouver dans nos recherches de cas semblable dans la littérature.

BLENNORRHÉE NASALE ET RÉTRO-NASALE. — La blennorrhée rétro-nasale, autrement appelée catarrhe naso-pharyngien, maladie de Tornwaldt, ne mérite plus d'être conservée dans le cadre nosologique, depuis les connaissances plus complètes des affections du nez et principalement de ses cavités accessoires. Disons tout de suite que nous eussions dû rayer de notre statistique cette prétendue maladie, de même que les pharyngites sèches, catarrhales ou granuleuses; c'est plutôt un symptôme qu'une entité morbide. Inscrit à titre provisoire, il n'a pu être modifié dans la

suite, les malades n'étant pas revenus ou ayant refusé de se sou-
mettre au traitement.

Les sécrétions que l'on constate dans le naso-pharynx et dont
se plaignent les malades, ne sont pas nées sur place, quoiqu'en
ait dit Tornwaldt, qui les attribuait à une hypersécrétion de la
« bursitis pharyngea ». Il n'existe qu'un seul ordre de faits où elle
ait cette provenance, c'est lorsqu'elle est due à une suppuration
de la glande de Luschka.

L'étude des cavités accessoires du nez nous montre la véritable
origine des hypersécrétions nasales et nous avons pu nous en
assurer un grand nombre de fois. Plus ou moins volumineuses,
ces cavités, à l'état pathologique, fournissent une grande quantité
de produits muqueux ou purulents qui se déversent, tantôt en
avant, tantôt en arrière vers les choanes, dans le pharynx nasal.
Ils produisent ainsi le symptôme nommé blennorrhée rétro-nasale,
plus propre que celui de catarrhe naso-pharyngien, qui fait songer
à une sécrétion née sur place. Ce sont principalement les sinusites
sphénoïdale et frontale qui provoquent ces troubles.

La blennorrhée nasale ou rétro-nasale doit toujours faire songer
à une affection du sinus et ne peut être considérée elle-même
comme une entité morbide. Aussi faut-il écarter tout traitement
qui ne s'adressera pas à la cause elle-même. Les diverses canules
rétro-nasales (inventées en 1878 par Störck), plus ou moins modi-
fiées depuis par certains auteurs imbus de vieilles théories, n'ont
donc plus leur raison d'être. Ces irrigations continuelles n'ont
jamais débarrassé les malades de leur affection, de même que les
douches nasales dont nous parlerons plus loin. Il vaut encore
mieux ne rien donner aux malades, parce que ceux-ci se croient
en possession de l'unique traitement qui doit les guérir.

La seule méthode curative consiste à tarir l'hypersécrétion des
sinus.

MALADIES DU NEZ

Parmi les maladies du nez, nous ne passerons en revue que celles qui ont bénéficié des découvertes récentes, au point de vue de l'instrumentation ou de leur connaissance plus approfondie.

Nous devons dire cependant quelques mots d'une affection assez commune, la rhinite atrophique avec ou sans ozène. En présence de l'inutilité des effets des massages, pulvérisations caustiques diverses tentées pour la cure de cette maladie, on se contente, en général, de donner un traitement palliatif, surtout lorsqu'il y a ozène.

Ce traitement est destiné à débarrasser le malade de ces croûtes tenaces et de leur mauvaise odeur.

On emploie de préférence la douche nasale, qui, disons-le, est donnée à tout propos et hors de propos, pour toutes les maladies du nez, par beaucoup de médecins.

Il nous a paru intéressant de faire un parallèle entre ce mode de traitement et celui beaucoup plus rationnel, employé à la clinique. Les instruments, employés pour la douche nasale, consistent en un récipient rempli de liquide, médicamenteux ou non, suspendu à une hauteur variable. A ce récipient fait suite un tube en caoutchouc, muni à son extrémité libre d'un embout nasal que le patient place dans une de ses narines. Le lavage ainsi pratiqué va-t-il débarrasser le malade des croûtes dont son nez est encombré ? Dans les cas qu'il nous a été donné d'examiner, nous avons toujours constaté qu'il était insuffisant, et que, de plus, il pouvait produire certaines complications, telles que des otites moyennes catarrhales, aiguës ou subaiguës.

En effet, si le malade place son récipient trop bas, la colonne liquide n'a plus assez de puissance pour enlever les croûtes; le place-t-il trop haut, celles-ci sont bien enlevées, mais au prix de douleurs parfois violentes, résultant de la force de projection continue du liquide, qui entraîne parfois l'ouverture de la trompe, et qui fait irruption dans l'oreille moyenne.

L'inconvénient de la douche nasale résulte, en effet, de la projection invariable, continue, du jet et de la grande quantité d'eau employée.

L'emploi du vulgaire énéma ou mieux d'une seringue avec embout nasal, avec laquelle le malade pourra graduer la force de projection, qui permet l'interruption du jet, remplit toutes les conditions requises et ne nous a donné que de bons résultats.

CRÊTES ET ÉPERONS DE LA CLOISON. — L'introduction du moteur électrique, sous forme motrice, dans la pratique spéciale par les Américains, et récemment par Moritz Schmidt et Spiess, a permis au Dr Lichtwitz de pratiquer l'ablation des crêtes et éperons de la cloison, avec une sûreté et surtout une rapidité que ne peuvent fournir les divers instruments anciens. La douleur, de plus, est presque nulle.

SINUSITES. — Les inflammations des sinus et leur traitement ont été récemment l'objet de travaux importants de la part des rhinologistes actuels.

Un point saillant à noter est la coexistence d'inflammations de plusieurs sinus et même de tous les sinus ; toutefois il est certaines de ces cavités qui sont plus fréquemment atteintes que les autres ; tels sont les sinus maxillaires. Viennent ensuite, par ordre de fréquence, les sinusites sphénoïdales, frontales et enfin l'inflammation les cellules ethmoïdales. Ces faits résultent des nombreuses recherches cadavériques entreprises par Harke, E. Frenkel et nous-même, à l'instigation de notre maître le docteur Lichtwitz. Dans un travail ultérieur, nous nous proposons de revenir sur les 169 autopsies que nous avons pratiquées.

Ces autopsies montrent que l'inflammation des cellules ethmoïdales sont très rares, ainsi que l'ont pensé certains rhinologistes.

La statistique de la clinique vient encore à l'appui de cette
assertion.

Pour ce qui est du diagnostic différentiel, nous dirons avec le
docteur Lichtwitz que « chaque fois qu'on se trouvera en présence
» d'un malade qui depuis des mois ou des années rejette, soit par
» les narines, soit par les arrière-fosses nasales, une quantité plus
» ou moins considérable de pus ou de muco-pus, on devra soup-
» çonner une affection d'un sinus.

» Ce soupçon deviendra une certitude quand, après un examen
» minutieux des fosses nasales et du pharynx nasal, on n'aura
» découvert ni corps étranger, ni séquestre, ni suppuration de la
» glande de Luschka.

» Il ne restera plus qu'à déterminer lequel des sinus est le siège
» de la suppuration. Le seul symptôme, constant et commun à
» toutes les sinusites, est la blennorrhée nasale. Les autres signes,
» tels que les douleurs et la présence du pus, qu'on a voulu locali-
» ser en des points différents suivant le sinus affecté, n'ont rien de
» constant ni de pathognomonique.

» Il est donc absolument nécessaire, pour établir le diagnostic,
» d'aller à la recherche directe du pus ».

Pour ce qui est du sinus maxillaire, la meilleure méthode
reconnue par les spécialistes est celle qui consiste à pratiquer le
lavage explorateur, au niveau du méat inférieur, telle qu'elle a été
vantée par le docteur Lichtwitz (Voir fig. 1 et 2).

Quant au sinus frontal, on réussit, dans un grand nombre de
cas, à pénétrer à travers l'orifice naturel, à l'aide de la canule
coudée à angle droit, à 1 c. m. de son extrémité (Voir fig. 3 et 4
du docteur Lichtwitz).

Pour le sinus sphénoïdal, le seul moyen de rechercher du pus
est la voie naturelle. Les canules du docteur Lichtwitz, employées
à la Clinique, sont représentées dans la fig. 5.

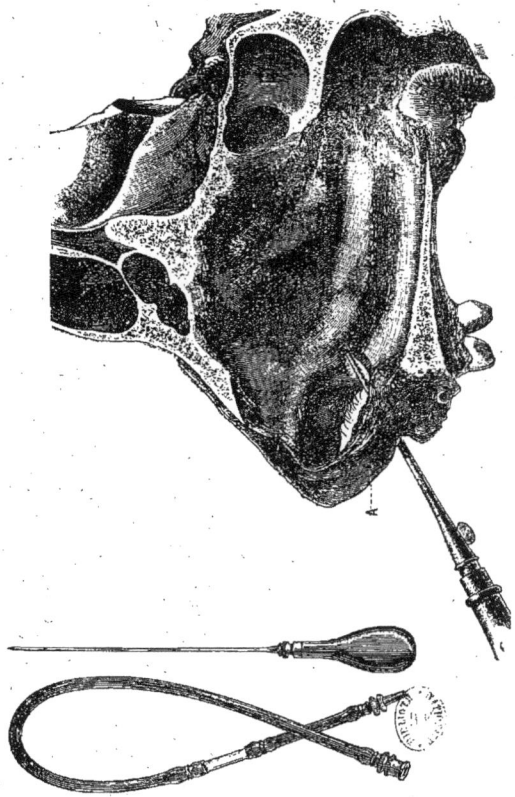

I

A

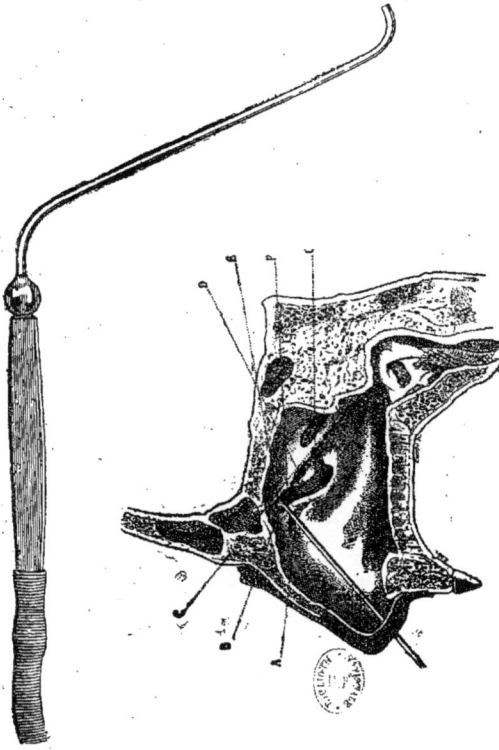

II

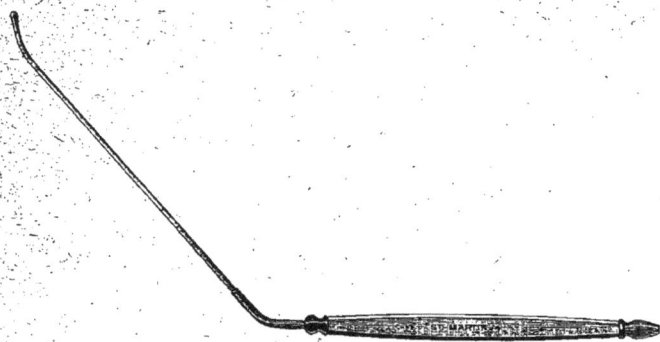

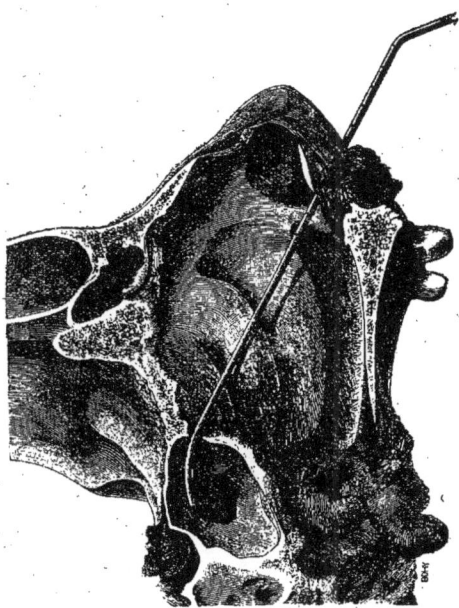

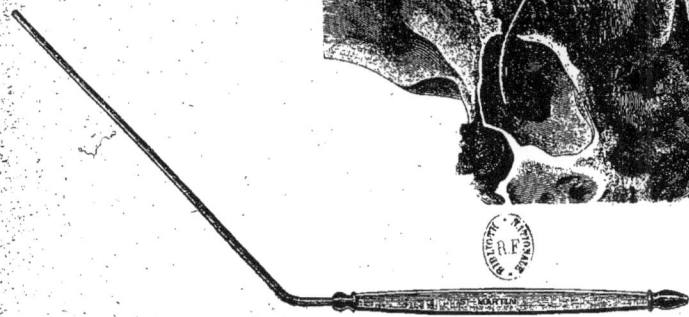

III

TRAITEMENT

Pour le SINUS MAXILLAIRE, en raison de la difficulté de son lavage par son orifice naturel, il vaut mieux le trépaner par voie alvéolaire ou canine. Cette dernière intervention a, de plus, l'avantage de permettre aux malades de se laver eux-mêmes, sans avoir recours journellement aux soins du médecin. Nous ne sommes pas partisan de pratiquer, pour le lavage, une fistule sur la paroi interne du sinus, dans le méat inférieur. La trépanation avec le foret mû à l'électricité, après anesthésie locale à la cocaïne, nous a paru peu douloureuse par voie alvéolaire. Il n'en est pas de même de l'ouverture de la fosse canine, après laquelle certains malades ont éprouvé des névralgies rebelles, qui n'ont cédé quelquefois qu'après un temps fort long.

Nous donnons donc la préférence à la trépanation alvéolaire, pratiquée au niveau de la deuxième prémolaire ou première grosse molaire du maxillaire supérieur.

SINUS FRONTAL. — Pour le traitement des affections suppuratives de ces sinus, la voie endo-nasale doit être choisie de préférence. Il faut tout au moins essayer le traitement par voie naturelle avant de recourir à la trépanation, à moins qu'une complication grave n'exige une intervention radicale immédiate.

Pour le SINUS SPHÉNOÏDAL on ne peut l'aborder que par la voie endo-nasale. Il est assez facile de l'atteindre avec la canule sus mentionnée, à moins qu'une forte déviation de la cloison ne vienne opposer un obstacle. Pour faciliter les lavages et l'accès du sinus, il sera bon d'enlever, dans certains cas, le cornet moyen et d'agrandir l'orifice naturel.

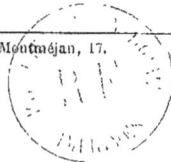

19,907. — Bordeaux, Y. Cadoret, impr., rue Montméjan, 17.